Plan de dieta para la resistencia a la insulina en español/Insulin Resistance Diet Plan in Spanish :

Guía sobre cómo acabar con la diabetes

Tabla de Contenidos

Además, la información en las siguientes páginas está destinada únicamente a fines informativos y, por lo tanto, debe considerarse como universal. Como corresponde a su naturaleza, se presenta sin garantía con respecto a su validez prolongada o calidad provisional. Las marcas comerciales que se mencionan se realizan sin consentimiento por escrito y de ninguna manera pueden considerarse un respaldo del titular de la marca comercial.

Introducción

Uno de cada tres estadounidenses sufre de resistencia a la insulina, la mayoría de ellos sin saberlo. Esto incluye más de la mitad de las personas mayores de 60 años y aproximadamente el 80% de las personas con sobrepeso. Si no se aborda, la resistencia a la insulina puede conducir a la diabetes tipo 2 y a las consecuencias negativas para la salud asociadas con eso, lo que los hace más susceptibles a enfermedades cardíacas y accidentes cerebrovasculares, así como a causar daño a los nervios y los riñones, robándoles 10 años de vida. La resistencia a la insulina y la diabetes tipo 2 han aumentado en los últimos cincuenta años a medida que las dietas han cambiado para comenzar a incluir muchos más azúcares y carbohidratos simples, especialmente de los alimentos procesados en exceso que se han vuelto tan comunes.

Afortunadamente, se puede revertir y este libro proporciona una dieta y soluciones de estilo de vida que pueden ayudarlo a reducir su resistencia a la insulina e incluso revertir la diabetes tipo 2. Los siguientes capítulos proporcionarán una descripción general fácil de entender de las causas y consecuencias de la resistencia a la insulina, así como de cómo funciona la insulina en el cuerpo. Sobre la base de esta información, proporciona soluciones fáciles de seguir que se han demostrado en investigaciones para reducir la resistencia a la insulina y revertir la diabetes tipo 2. Finalmente, profundizará en los alimentos, discutiendo los mejores alimentos para agregar a su dieta por sus conocidas propiedades reductoras del azúcar en la sangre, así como proporcionar una lista de los alimentos que deben evitarse a toda costa. Este vistazo a los alimentos incluye una explicación en profundidad pero fácil de entender de las etiquetas nutricionales y de lo que hay que tener en cuenta al leerlos.

Usando la información proporcionada en este libro, puede comenzar a reducir su resistencia a la insulina y sus niveles de azúcar en la sangre hoy, pero eso no es todo. La resistencia a la insulina a menudo viene con niveles más altos de azúcar en la sangre que pueden causar fatiga y confusión mental. Siguiendo los consejos proporcionados en los siguientes capítulos, su energía volverá y su mente se agudizará. No sufra resistencia a la insulina por un día más. Aprenda cómo se puede volverse resistente a la insulina y haga los cambios que salvará su vida ahora.

Capítulo 1: Comprender la función de la insulina en el cuerpo

La insulina es una hormona secretada por el páncreas que juega un papel instrumental y vital en el metabolismo humano y animal. Si bien también tiene otros propósitos, cuando se trata del metabolismo, la insulina controla la capacidad de las células para absorber la glucosa de la sangre. Esta acción regula los niveles de azúcar en la sangre y en una persona sin diabetes tipo 2, o resistencia a la insulina, esto asegura que el nivel de glucosa en la sangre no aumente o disminuya demasiado. Para comprender mejor la función de la insulina en el metabolismo y cómo la resistencia a la insulina y la diabetes pueden interferir con esa función, se justifica una breve mirada al metabolismo. Esto no será una inmersión profunda en la ciencia, solo una descripción general fácil de entender diseñada para brindarle la información que necesitará para revertir la resistencia a la insulina e incluso la diabetes.

Cómo los humanos metabolizan regularmente los alimentos

El cuerpo humano es una máquina, muy parecida al motor de un automóvil. El motor de un automóvil alimenta los sistemas del automóvil que le permiten funcionar. El cuerpo humano está formado por miles de millones de células que realizan su propósito específico para que la máquina del hombre o la mujer realice las funciones de fondo de la vida, como la respiración, la circulación sanguínea y las neuronas que se disparan en el cerebro, así como aquellas funciones bajo nuestro control como el movimiento.. Para que un automóvil funcione, necesita combustible, los motores de combustión interna necesitan gasolina, mientras que los automóviles eléctricos necesitan energía. El cuerpo humano no es diferente y sus células obtienen su combustible de los alimentos que comemos, a saber, carbohidratos, grasas, proteínas y alcohol.

El cuerpo humano puede usar cualquier combinación de grasas, carbohidratos, proteínas y alcohol como combustible, pero todos los organismos del planeta prefieren la glucosa como combustible y las células humanas no son diferentes. Todas las células del cuerpo pueden funcionar con glucosa y es su combustible predeterminado. La mayoría de los carbohidratos se descomponen en glucosa y esto se mueve directamente al torrente sanguíneo para que las células lo utilicen como combustible. Algunos carbohidratos como la fructosa tienen que ser metabolizados a través del hígado en glucógeno que luego se almacena en el hígado, así como una pequeña cantidad en los músculos para actuar como combustible de emergencia.

Cuando el cuerpo ingiere proteínas, primero las convierte en sus componentes aminoácidos y luego las metaboliza en aminoácidos que luego se pueden usar para desarrollar músculos o convertirse en glucosa para usar como combustible. Las grasas se descomponen en el estómago y se absorben en el intestino delgado. Estas grasas descompuestas se convierten en energía para las células musculares o se almacenan en la antípoda o las células grasas para su uso posterior.

El cuerpo humano carece de un mecanismo para almacenar el exceso de glucosa para su uso posterior, por lo que cualquier exceso de glucosa se convierte en ácidos grasos para su almacenamiento en las células grasas. Para los humanos modernos con nuestro fácil acceso a alimentos ricos en calorías llenos de carbohidratos que se convierten fácilmente en glucosa, esto ha llevado a niveles de obesidad, resistencia a la insulina y diabetes en constante aumento, pero observar cómo los seres humanos solían vivir muestra que nuestro metabolismo está diseñado para permitirnos sobrevivir al hambre a largo plazo y también muestra que los carbohidratos simples como el azúcar eran mucho más raros que hoy.

Los primeros humanos vivían en lo que ahora llamamos una sociedad de cazadores-recolectores. Se comían los animales que podían atrapar y matar mientras complementaban las calorías de la caza con alimentos que podían recolectar de sus alrededores, como bayas, frutas y nueces. Los cazadores a menudo tendrían que acechar a sus presas durante días mientras migraban por el territorio de los primeros humanos. Sin formas de preservar la comida, tenían que comerla poco después de matarlas para evitar que se deteriorara. La capacidad del cuerpo humano para almacenar esa comida en las células grasas les permitía tomar tanta energía como podían en momentos en que tenían acceso a más calorías y almacenarla cuando los tiempos eran más magros.

Cómo cambia el metabolismo humano durante ayunos, inanición o sin carbohidratos

Si bien las células del cuerpo humano prefieren usar glucosa o glucógeno como fuente de energía, cuando el cuerpo no recibe energía alimenticia a través de una inanición voluntaria rápida o involuntaria, tendrá que convertir parte de su energía existente almacenada para su uso como combustible. Como se indicó anteriormente, el cuerpo no puede almacenar su glucosa preferida para su uso posterior, sino que la almacena como ácidos grasos en la antípoda o en las células grasas. Una vez que la glucosa y el glucógeno del cuerpo han desaparecido, el cuerpo comienza a enviar señales a la mayoría de las células para cambiar el uso de ácidos grasos de las células antípodas para obtener energía y el hígado comienza a convertir algunos de los ácidos grasos en cuerpos cetónicos para alimentarse el cerebro.

El cerebro es de suma importancia para el cuerpo y utiliza hasta una cuarta parte del metabolismo basal o de fondo. Esta es una parte mucho mayor del metabolismo que en cualquier otro animal. También debe protegerse contra enfermedades causadas por bacterias y virus. El mecanismo de esta protección es la barrera hematoencefálica. Esto evita el movimiento de la mayoría de los compuestos de la sangre al cerebro. La glucosa es libre de pasar a medida que alimenta el cerebro. Cuando el cuerpo está muerto de hambre, los cuerpos cetónicos alimentan el cerebro en lugar de glucosa.

Antes de que el cuerpo hambriento comience a producir cuerpos cetónicos y las células comiencen a usar los ácidos grasos en las células antípodas para obtener energía, el suministro de glucógeno de emergencia del hígado y los músculos se usa como combustible. En general, esta etapa de inanición dura entre dos y tres días, aunque difiere de persona a persona y el cuerpo convertirá las células antípodas en combustible exclusivamente durante aproximadamente una semana. Después de ese punto, el cuerpo comenzará a descomponer lentamente las proteínas que componen los músculos esqueléticos, los músculos que se utilizan para el movimiento.

La construcción de células musculares requiere los aminoácidos que forman las proteínas. Si el cuerpo no está tomando proteínas, no puede desarrollar músculos. En este contexto, desarrollar músculos es un concepto mucho más amplio que la idea de desarrollar músculos para levantar pesas o hacer ejercicio. A medida que una persona se mueve, sus músculos están sujetos a desgaste. Esto causa daño a los músculos que el cuerpo en el curso normal, repararía usando los aminoácidos descompuestos de la proteína ingerida. Sin esa comida, el cuerpo tendrá que descomponer parte del tejido muscular para que los músculos funcionen correctamente.

Este es un sistema que evolucionó para servir mejor a nuestros antepasados cazadores-recolectores. Necesitaban la capacidad de almacenar tanta energía como pudieran porque a menudo habría períodos prolongados de poca o ninguna cantidad de calorías. El sistema es indulgente de los ayunos cortos, donde el cuerpo usará los ácidos grasos almacenados en las células antípodas para obtener energía antes de verse obligado a canibalizar algunas de las células musculares para usar sus proteínas para reconstruir y reparar los músculos tensos.

Similar a la inanición o al ayuno, una dieta que consiste principalmente en grasas y proteínas con muy pocos carbohidratos obligará al cuerpo a usar su grasa almacenada como fuente de energía. Al igual que con el hambre, el cuerpo usará el glucógeno almacenado en el hígado y los músculos como combustible durante un par de días y luego recurrirá a la grasa almacenada en las células antípodas. Al continuar comiendo proteínas, las dietas bajas en carbohidratos evitan la pérdida de masa muscular ya que la proteína consumida se puede usar para reconstruir los músculos activos.

El papel de la insulina en el metabolismo de los carbohidratos

Una vez que se consumen los carbohidratos, se descomponen en glucosa que el cuerpo pasa al torrente sanguíneo. Este es el nivel de azúcar en la sangre. Cuando aumenta el azúcar en la sangre, se libera insulina e informa a las células que deben comenzar a tomar glucosa en la sangre como combustible y cuando tienen el combustible que necesitan, la insulina activa las células antípodas para comenzar a convertir el exceso de azúcar en la sangre en ácidos grasos durante mucho tiempo a largo plazo. No todos los carbohidratos son iguales cuando se trata de aumentos de insulina.

Los carbohidratos generalmente se pueden clasificar en tres categorías diferentes: simple, compleja y fibra. Los carbohidratos simples son aquellos que el cuerpo puede convertir más fácilmente en glucosa. Todos los azúcares son carbohidratos simples. Los alimentos ricos en azúcar, como los refrescos endulzados con jarabe de maíz con alto contenido de fructosa o azúcar de caña, y la mayoría de los cereales para el desayuno envasados están llenos de carbohidratos simples. Los carbohidratos con almidón, como las verduras y los granos integrales, son ejemplos de carbohidratos complejos. La fibra es un carbohidrato que no puede ser digerido.

Cuando el cuerpo consume un carbohidrato simple, se convierte rápidamente en glucosa a través del tracto digestivo o algunos azúcares, como la fructosa, se convierten en glucógeno en el hígado y se vuelven fácilmente disponibles para alimentar las células del cuerpo y almacenarla para uso posterior en las células grasas. Esto provoca un aumento rápido del azúcar en la sangre y el páncreas responde con un aumento en la insulina para que el azúcar en la sangre vuelva a la normalidad. Además de los azúcares, muchos carbohidratos complejos se pueden convertir en una forma más simple y rápida de digerir. La harina blanca refinada es un buen ejemplo de esto. La harina proviene de granos de trigo. Un grano de trigo incluye el germen, la parte de la semilla que una nueva planta de trigo germinaría del endospermo, la nutrición almacenada que el germen usaría cuando comenzara a crecer. Estos están cubiertos por una cubierta protectora dura llamada salvado. En la harina blanca refinada, el salvado y el germen se eliminan, dejando solo el endospermo. Tanto el salvado como el germen son más ricos en fibra, proteínas y grasas que el endospermo. La harina de trigo integral retiene estas partes del grano, lo que ralentiza la liberación de insulina después del consumo, ya que el cuerpo necesita más tiempo para descomponerlo en azúcares.

Los carbohidratos complejos, por otro lado, deben procesarse para que el cuerpo tenga acceso a los azúcares que puede convertir en glucosa. Como esto lleva tiempo, la glucosa que el cuerpo convierte de carbohidratos complejos ingresa lentamente al torrente sanguíneo. Al consumir carbohidratos complejos, el páncreas no inunda el torrente sanguíneo con insulina en un pico, sino que libera insulina en cantidades más pequeñas para lidiar con el lento aumento del azúcar en la sangre. Esto le da al cuerpo más tiempo para usar la glucosa convertida de los alimentos, antes de que el exceso de glucosa se almacene como grasa.

Cuando se trata del metabolismo, la fibra básicamente se interpone pero con consecuencias positivas. Las fibras no pueden convertirse en glucosa para alimentar el cuerpo, ni pueden convertirse en ningún otro compuesto útil. En cambio, se interpone en el camino del cuerpo procesando los carbohidratos que puede convertir en glucosa. Esto ralentiza la absorción de la glucosa de los alimentos, lo que lleva a un aumento más gradual del azúcar en la sangre, reduciendo los picos de insulina. También ocupa espacio en el estómago mientras se descomponen los otros carbohidratos, lo que reduce el hambre.

Debido a la subvención de la producción de maíz en los Estados Unidos, el maíz forma una parte anormalmente grande de los alimentos en la industria alimenticia en los Estados Unidos. Como consecuencia, el jarabe de maíz alto en fructosa se ha convertido en un edulcorante estándar en refrescos y alimentos procesados. Además del jarabe de maíz con alto contenido de fructosa, los alimentos procesados a menudo se elaboran con carbohidratos altamente refinados, lo que hace que el cuerpo pueda acceder fácilmente a la mayoría de los carbohidratos en estos alimentos simples. La fructosa, como se indicó anteriormente, debe ser procesada por el hígado en glucógeno para ser utilizada por el cuerpo.

Para nuestros ancestros antiguos cazadores-recolectores, esto causó pocos problemas ya que la principal fuente natural de fructosa era la fruta, un aspecto limitado de la dieta antigua. Antes del cultivo de la fruta, los humanos solo tendrían acceso a las frutas y bayas que crecían naturalmente. Una de las consecuencias de la agricultura de frutas fue el aumento de la dulzura de las frutas. Cuando los humanos comenzaron y continuaron cultivando frutas, las cruzaron para contener más azúcares. Incluso atiborrarse de frutas y bayas silvestres tendría poco efecto en los hígados de nuestros ancestros.

Hoy, debido a su naturaleza económica, tenemos acceso a una cantidad gigantesca de fructosa, a través del jarabe de maíz alto en fructosa. Como solo se sintetizó en la década de 1970, el efecto a largo plazo en la salud del jarabe de maíz con alto contenido de fructosa aún se está investigando. Independientemente de sus posibles efectos negativos en la salud, con el fin de reducir la resistencia a la insulina, evitarlo es una buena idea.

Capítulo 2: ¿Qué es la diabetes?

Diabetes es el nombre de tres trastornos metabólicos separados, aunque solo un tipo de diabetes, Diabetes Tipo 2 es el enfoque de este libro. La diabetes tipo 1, más comúnmente conocida como diabetes juvenil, es una afección incurable en la que el cuerpo de una persona no puede crear insulina en absoluto. Las víctimas de esta forma de diabetes deben recibir inyecciones de insulina para sobrevivir. La diabetes gestacional es similar a la diabetes tipo 2 y tiene efectos entre el 2 y el 10% de las mujeres embarazadas.

La gran mayoría, hasta el 90% de las personas con diabetes tienen diabetes tipo 2. En la diabetes tipo 2, las células del cuerpo han formado una resistencia a la insulina hasta el punto en que el páncreas no puede producir la insulina requerida para reducir efectivamente el nivel de azúcar en la sangre. Esto conduce a niveles más altos de glucosa en la sangre que causan una variedad de diferentes problemas de salud graves. Para la mayoría de los que son diagnosticados con diabetes tipo 2, desarrollaron resistencia a la insulina a lo largo de los años. Mediante una dieta y ejercicio adecuados, tanto la resistencia a la insulina como la diabetes tipo 2 son reversibles. Esto se cubrirá en los próximos capítulos.

Resistencia a la insulina

La resistencia a la insulina es el precursor de la diabetes tipo 2. Para muchas personas que son prediabéticas, hay pocos o ningún síntoma de resistencia a la insulina, aunque otros exhibirán los primeros síntomas de un alto nivel de azúcar en la sangre o hipoglucemia. La causa raíz de la resistencia a la insulina está relacionada con los alimentos. Demasiados picos de insulina después del consumo de carbohidratos simples permiten que las células formen una tolerancia a la insulina, similar a la forma en que algunos medicamentos como los opioides crean tolerancia. Con los opioides, los usuarios habituales, tanto para el manejo del dolor como para fines recreativos, deben tomar cada vez más opioides para obtener el efecto deseado. La resistencia a la insulina funciona de la misma manera.

Después de recibir más y más picos de insulina, las células comienzan a requerir más insulina cuando procesan la glucosa fuera de la sangre. Esto aumenta el nivel de azúcar en la sangre a medida que el páncreas trabaja demasiado para producir suficiente insulina para reducir el nivel de azúcar en la sangre. Como se indicó anteriormente, el cuerpo no puede almacenar esta glucosa y convierte el exceso en ácidos grasos almacenados en las células grasas. El aumento de peso y la eventual obesidad a menudo son el resultado de la resistencia a la insulina. Otros síntomas pueden incluir un aumento de la sed y el hambre, aumento de peso (especialmente alrededor del abdomen), aumento de la presión arterial, somnolencia, depresión y tensión mental, incluida la incapacidad para concentrarse.

Resistencia a la insulina en la diabetes tipo 2

Con más picos de insulina, el páncreas continúa trabajando en exceso hasta que alcanza el punto donde no puede producir la cantidad de insulina para reducir el nivel de azúcar en la sangre a la cantidad normal. Es en este punto que la resistencia a la insulina se convierte en diabetes tipo 2. Si los carbohidratos simples se consumen en las mismas cantidades que antes, esto conducirá a períodos prolongados de hipoglucemia o niveles altos de azúcar en la sangre. Los síntomas de la hipoglucemia incluyen un aumento de la sed y el hambre, micción frecuente, visión borrosa, pérdida de peso, hormigueo en pies y dedos de los pies, piel seca y con picazón, fatiga y curación lenta de las heridas.

La diabetes tipo 2 crónica generalmente reduce la esperanza de vida en aproximadamente 10 años, ya que la hiperglucemia ejerce tensión en muchos sistemas del cuerpo, incluidos el corazón y los nervios. Además, la diabetes y la obesidad a menudo van de la mano, por lo que las consecuencias negativas para la salud de ambos pueden agravarse.

Capítulo 3: Las causas detrás de la diabetes

Para la diabetes tipo 2, las causas son principalmente de origen de estilo de vida, aunque los investigadores han descubierto más de treinta genes diferentes que se cree que influyen en las posibilidades de que una persona desarrolle diabetes tipo 2 en su vida. Algunos de los precursores genéticos son más comunes en algunas razas que en otras. La edad también juega un papel importante con el desarrollo de la diabetes tipo 2 que es más común en una edad avanzada que en la juventud, aunque el aumento de las tasas de obesidad está haciendo que el desarrollo de la diabetes tipo 2 más temprano en la vida sea más común. Algunos investigadores han descubierto que los problemas de sueño también pueden contribuir al desarrollo de la diabetes tipo 2.

Causas del estilo de vida de la diabetes tipo 2

Cuando se trata del desarrollo de la diabetes tipo 2, la causa más común es la resistencia prolongada a la insulina. Como se indicó anteriormente, esto se debe a los picos de insulina causados por el consumo de carbohidratos simples. Además del consumo excesivo de carbohidratos simples, también contribuye un estilo de vida sedimentario. Sin mucho movimiento o ejercicio, el cuerpo no necesita quemar tantas calorías. El consumo excesivo de carbohidratos simples conduce a que la mayoría de esos carbohidratos se conviertan de glucosa en ácidos grasos para el almacenamiento en las células grasas que conducen a la obesidad. Esto, en esencia, forma un circuito de retroalimentación. Comer carbohidratos más simples aumenta los niveles de insulina y azúcar en la sangre, lo que lleva a una mayor resistencia a la insulina, así como a un aumento en las reservas de grasa. A medida que la persona gana más y más peso, a menudo son menos activos y su metabolismo se ralentiza, convirtiendo más de sus carbohidratos consumidos en grasa mientras aumenta la resistencia a la insulina... hasta que finalmente han desarrollado diabetes tipo 2.

Más recientemente, los investigadores han comenzado a analizar el impacto que una dieta occidental podría tener en la flora intestinal y cómo estos cambios pueden afectar la resistencia a la insulina. El cuerpo humano contiene varias colonias de microorganismos que a menudo proporcionan beneficios para el huésped humano. La flora intestinal son las colonias que viven en el sistema gastrointestinal. Si bien la flora intestinal de cada persona es diferente, los estudios han demostrado que aquellos que comen una dieta occidental moderna, rica en alimentos procesados que contienen azúcar y carbohidratos simples, y que carecen de carbohidratos complejos y fibra, tienen una flora intestinal menos diversa. Los antibióticos también pueden cambiar la composición de los microorganismos en el intestino.

Se ha demostrado que la falta de diversidad entre la flora intestinal es un posible factor que contribuye al desarrollo de la obesidad, lo que hace que la resistencia a la insulina y la diabetes tipo 2 sean mucho más probables. Hay varios alimentos que contienen cultivos de bacterias vivas o probióticos que se pueden comer para volver a diversificar su flora intestinal. Los productos lácteos cultivados son más comunes en el mundo occidental. El yogur, el suero de mantequilla cultivado y los quesos con cultivos vivos como algunos brie, gouda e incluso quesos cheddar de mayor calidad contienen probióticos. Los alimentos fermentados como el kimchee, el chucrut, el miso y el tempeh también contienen microorganismos probióticos. Agregue algunos de estos a su dieta, siempre que tenga cuidado con el contenido de azúcar. Los suplementos probióticos también están disponibles, pero recuerde que la falta de fibra y carbohidratos complejos conducen a una flora intestinal menos diversa, por lo que tomar probióticos sin agregar más fibra y carbohidratos complejos a su dieta no mantendrá los probióticos en su intestino.

El sueño también podría ser un problema cuando se trata del desarrollo de la diabetes tipo 2. Algunas investigaciones han demostrado que las personas con problemas de sueño tienen más probabilidades de desarrollar diabetes tipo 2. Estos problemas pueden incluir insomnio, así como la falta de sueño. Todos necesitan una cantidad diferente de sueño, por lo que es difícil dar un número exacto, pero la mayoría de los adultos necesitan entre siete y nueve horas de sueño por noche. La calidad del sueño también podría tener un efecto. Practicar una buena higiene del sueño puede ayudar a prevenir la diabetes tipo 2 y mejorar sus niveles de energía durante las horas de vigilia. Nuevamente, esto es diferente para todos, pero la mayoría del sueño es mejor en una habitación fresca, oscura y tranquila.

Causas genéticas de la diabetes tipo 2

Actualmente, hay treinta y seis genes identificados que se cree que contribuyen a la posibilidad de desarrollar diabetes tipo 2 en algún momento de la vida de una persona. La predisposición genética no es el factor principal en el desarrollo de la diabetes tipo 2, pero combinada con un estilo de vida sedimentario y la obesidad, pueden aumentar considerablemente el riesgo.

Hay pruebas genéticas disponibles para el público en general que pueden mostrar la predisposición de una persona. Los médicos también pueden realizar estas pruebas. Si la diabetes es común en su familia, es posible que tenga una predisposición genética. Ciertas razas también tienen más probabilidades de desarrollar diabetes tipo 2. En los Estados Unidos, los desarrollos de la diabetes tipo 2 como porcentaje de adultos por raza son los siguientes:

- Nativos americanos: 15%
- Afroamericanos: 12.7%
- Hispanos: 12.1%
- Asiáticos e isleños del Pacífico: 8%
- Caucásicos: 7,4%

Todavía se están investigando las causas exactas de esta disparidad, pero si usted es miembro de una raza de mayor riesgo, asegurarse de minimizar la resistencia a la insulina solo ayudará a evitar el desarrollo de diabetes tipo 2.

Capítulo 4: Tratamiento natural para la diabetes

Este capítulo explorará los diferentes tratamientos naturales para reducir la resistencia a la insulina y revertir la diabetes tipo 2. La dieta juega un papel importante en esto, y este capítulo proporcionará información sobre varios tipos diferentes de dietas que han demostrado ayudar a reducir la resistencia a la insulina y revertir la diabetes. Cada una de estas dietas tiene sus pros y sus contras cuando se trata de su poder para revertir la resistencia a la insulina. Algunos de ellos son más restrictivos y proporcionarán un efecto reductor de la resistencia a la insulina mucho más fuerte, mientras que otros son más graduales.

Además de la dieta, el ejercicio y la reducción del estrés han demostrado tener un efecto sobre la resistencia a la insulina y la diabetes tipo 2. Este capítulo proporcionará varias estrategias para aumentar su esfuerzo físico para reducir la resistencia a la insulina. Para el que tiene fobia al ejercicio, pequeños cambios pueden conducir a mayores efectos más adelante y si combina incluso el menor aumento en el ejercicio con una de las dietas discutidas en la sección de dieta, lo más probable es que descubra que sus niveles de energía aumentarán rápidamente. La resistencia a la insulina puede provocar fatiga y un mayor tiempo de recuperación del esfuerzo físico. Algunas de las dietas bajas en carbohidratos y en ayunas intermitentes, pueden estabilizar los niveles de insulina en unos pocos días, lo que lleva a un aumento casi inmediato de la energía.

Al igual que nosotros, los humanos modernos tenemos un acceso casi inmediato a una gran cantidad de calorías simples donde nuestros ancestros antiguos tenían poco, el mundo moderno agrega una gran cantidad de estrés del que nuestros ancestros rara vez tuvieron que preocuparse. Cada vez vivimos más nuestras vidas, programando cada vez más nuestro valioso tiempo con plazos y otros compromisos. Ese estrés puede provocar resistencia a la insulina y diabetes tipo 2. Además de la dieta y el ejercicio, este capítulo tocará brevemente algunas formas simples de reducir el estrés.

Dieta y resistencia a la insulina

Cuando se trata de reducir la resistencia a la insulina e incluso revertir la diabetes tipo 2, la dieta es el 90% de la solución. Esto tiene sentido ya que una dieta alta en carbohidratos simples es la causa del 99% de la diabetes tipo 2. Esta sección comparará y contrastará varias dietas diferentes que han demostrado ser útiles para reducir la resistencia a la insulina, incluida un par que, en estudios de investigación, ha demostrado revertir la diabetes. Las dietas que entran en la última categoría son más restrictivas sobre los carbohidratos, pero además de su reducción de la resistencia a la insulina, pueden proporcionar una multitud de otros beneficios. La dieta médica diabética moderna tradicional se enfoca en comer carbohidratos más complejos, como granos enteros, legumbres y verduras, evitando los carbohidratos simples como el azúcar, los alimentos procesados y los granos refinados. Esto, combinado con ejercicio moderado, puede controlar la diabetes tipo 2 y ayudará a reducir la resistencia a la insulina, pero probablemente lo hará a un ritmo glacial y algunos carbohidratos complejos son mejores que otros cuando se trata de revertir la diabetes tipo 2 y reducir la resistencia a la insulina. El próximo capítulo discutirá esto con mucho más detalle.

El índice glucémico puede ser una herramienta poderosa que puede ayudarlo a determinar los mejores carbohidratos complejos para comer como parte de su dieta reductora de resistencia a la insulina. El índice glucémico es un cuadro que mide el efecto que tiene un determinado alimento en el nivel de azúcar en la sangre de una persona y lo compara con la glucosa. Los alimentos que tienen un alto índice glucémico provocarán picos de insulina más pronunciados, ya que se convierten más fácilmente en glucosa. Los alimentos en el extremo inferior conducen a una liberación gradual de insulina a medida que los almidones complejos y los alimentos llenos de fibra se descomponen lentamente en glucosa.

La cantidad y el tipo de cocción también pueden cambiar el índice glucémico de los alimentos. Tomemos la papa de ejemplo. Las papas tienden a tener un alto índice glucémico, generalmente entre 60 y 90. Las papas trituradas y hervidas generalmente tienen un índice glucémico más alto en comparación con las papas fritas. Esto es causado por el método de cocción. Hervir las papas lleva mucho más tiempo que freír y, en el largo tiempo de cocción, más almidones complejos se descomponen en carbohidratos más simples que el cuerpo puede convertir más fácilmente en glucosa. En la misma línea, la pasta al dente tiene un índice glucémico más bajo que la pasta totalmente cocida o más blanda. El proceso de cocción descompone algunos de los almidones en los fideos.

Una nota final sobre el índice glucémico, al menos en este capítulo, es recordar que la mayoría de los cálculos del índice glucémico son específicos del tamaño de la porción. Por ejemplo, las lentejas tienen un índice glucémico bastante bajo, generalmente alrededor de 30. Esto es para una porción de 150 gramos o 1 taza. Una porción más grande probablemente tendrá un mayor efecto sobre el azúcar en la sangre y, por lo tanto, aumentará los niveles de insulina que una porción más pequeña.

La dieta médica moderna y tradicional para la diabetes tipo 2 y la resistencia a la insulina para enfocarse en carbohidratos más complejos es mejor utilizada por aquellos que buscan prevenir la resistencia a la insulina y la diabetes tipo 2. Para aquellos que ya son muy resistentes a la insulina o que han sido diagnosticados con diabetes tipo 2, las dietas bajas en carbohidratos proporcionarán muchos más beneficios, a menudo con bastante rapidez.

Dietas bajas en carbohidratos para reducir la resistencia a la insulina y revertir la diabetes tipo 2

La comprensión del proceso en el que se libera insulina del páncreas y su papel en la regulación de los niveles de azúcar en la sangre es un hallazgo relativamente nuevo. La insulina se descubrió por primera vez a mediados del siglo XIX, pero no se extrajo y purificó hasta la década de 1920. Antes de eso, el tratamiento para la diabetes tipo 2 era una dieta baja en carbohidratos o sin nada de ellos. Fuera de este contexto, la dieta médica sin carbohidratos consideraba que una dieta sin carbohidratos era insuficiente para los humanos. Un explorador del Ártico canadiense llamado Vilhjalmur Stefansson fue el primero en defender una dieta centrada en la carne a principios del siglo XX.

Stefansson, como explorador del Ártico, pasó mucho tiempo en el extremo norte y observó a los inuit, los nativos americanos que viven durante todo el año por encima del Círculo Polar Ártico y su peculiar dieta. Los inuit en el extremo norte tenían poco acceso a la agricultura, ya que no hay cultivos que puedan cultivarse en ambientes tan fríos y sobrevivan al extenso período de oscuridad que envuelve el norte durante la mitad del año. Las únicas fuentes de alimento no cárnicas de los inuit fueron las pocas bayas y plantas recolectadas que crecieron en los menos duros meses de verano, así como las algas marinas. Fuera de esto, comieron exclusivamente de mamíferos marinos como ballenas, morsas y focas, así como de mamíferos terrestres árticos como el caribú y los osos polares.

El desglose de la dieta de los inuit generalmente consistía en el cincuenta por ciento de sus calorías de grasas, el treinta y cinco por ciento de proteínas y solo el quince por ciento de los carbohidratos. Los mamíferos marinos tienden a tener grandes reservas de grasa para aislar sus cuerpos de sangre caliente de las frías temperaturas del Mar Ártico, por lo que es comprensible que la dieta de los inuit contenga tanta grasa. Stefansson, al igual que otros exploradores polares, viajaría con una gran cantidad de alimentos occidentales, principalmente carnes y verduras enlatadas, así como también hardtack, un tipo de galleta dura que se utilizaba en viajes marítimos largos y campañas militares en el pasado.

En uno de sus viajes al norte, el equipo de Stefansson perdió muchos de sus suministros y adoptaron una dieta más inuit, cosechando focas y morsas para sobrevivir. Descubrió que podía prosperar con una dieta así y llevó sus hallazgos a Nueva York, donde fueron evaluados por el establecimiento médico. Para probar sus hallazgos, Stefansson adoptó una dieta de solo carne durante un año entero bajo supervisión médica. Su dieta sin carbohidratos va mucho más allá de las dietas bajas en carbohidratos más populares de la actualidad, ya que comía productos cárnicos al cien por ciento obteniendo todas las vitaminas y minerales necesarios para sobrevivir de los riñones de res y otros órganos. Al final, estaba perfectamente sano sin comer carbohidratos.

Las dietas bajas en carbohidratos languidecieron en la oscuridad médica después de eso hasta la década de 1970 cuando Robert Atkins formuló su Dieta Atkins. Esta dieta abogó por un período corto de casi nada de carbohidratos y luego aumentó gradualmente los carbohidratos a la dieta hasta alcanzar el objetivo de pérdida de peso. En ese punto, se mantendría el peso al comer una dieta moderadamente baja en carbohidratos. Al igual que con Stefansson, generaciones antes, las autoridades médicas convencionales descontaron la dieta baja en carbohidratos de Atkin. La dieta preferida en ese momento redujo el consumo de grasas y favoreció los carbohidratos. La dieta Atkins ganó mayor popularidad a principios de la década de 2000 y, aunque no es tan popular como lo fue hace una década, trajo las dietas bajas en carbohidratos a la corriente principal. Han seguido otras dietas bajas en carbohidratos y hoy en día hay una gran cantidad de alimentos procesados y congelados amigables con una dieta baja en carbohidratos, aunque a menudo son caros y las personas que hacen dieta baja en carbohidratos por lo general, están mejor sin ellos.

Dieta Atkins

Si bien no fue tan popular como lo fue durante su apogeo a principios de la década de 2000, la dieta de Atkin sigue siendo una de las opciones más populares de dieta baja en carbohidratos y se puede usar para reducir la resistencia a la insulina y revertir la diabetes tipo 2. La dieta de Atkin se divide en cuatro fases separadas. Inducción, equilibrio, pre-mantenimiento y mantenimiento. La primera fase es especialmente útil para combatir la resistencia a la insulina, ya que restringe los carbohidratos a solo 20 gramos por semana. Cada fase sucesiva aumenta la cantidad de carbohidratos. Según las reglas de la dieta Atkin's, la fibra no cuenta como carbohidratos para determinar el nivel de carbohidratos que puede comer, ya que la fibra no puede digerirse y no elevará los niveles de azúcar en la sangre, lo que aumenta la insulina.

Si está considerando una dieta muy baja en carbohidratos como Atkins, recuerde que no todos los carbohidratos son iguales y que para reducir la resistencia a la insulina esto es especialmente importante. Una sola rebanada de pan blanco contiene 20 gramos de carbohidratos al igual que un plato grande de verduras de hoja verde. Consumir una sola rebanada de pan aumentará la insulina mucho más que comer un plato lleno de vegetales de hojas verdes. Cuando busque carbohidratos para comer en una dieta baja en carbohidratos, consulte el índice glucémico y quédese con los carbohidratos que están en la sección más baja, al menos por debajo de 50. Esto asegurará que su consumo de carbohidratos tenga poco efecto en el aumento de su azúcar en la sangre.

La dieta de Atkin recomienda permanecer en la fase de inducción, donde restringe los carbohidratos a menos de 20 gramos durante al menos dos semanas. Si elige, puede continuar más tiempo que esas dos semanas en la fase de inducción. Esto puede sobrecargar la pérdida de peso ya que pone al cuerpo en cetosis. Como se explica con mayor detalle en el primer capítulo, cuando el cuerpo está muerto de hambre, el cuerpo vive del glucógeno almacenado en el hígado y los músculos esqueléticos antes de pasar a las células grasas almacenadas, convirtiendo los ácidos grasos almacenados allí en energía para las células del cuerpo. Al eliminar casi todos los carbohidratos de la dieta, el cuerpo carece de alimentos que puede convertir fácilmente en glucosa. En esencia, esto engaña al cuerpo para que piense que se está muriendo de hambre y utiliza las reservas de grasa como combustible. Mientras la persona ingiere una cantidad suficiente de proteína, el cuerpo no tendrá que canibalizar el tejido muscular para acceder a más aminoácidos.

Mientras pasa de la fase de inducción de Atkins, tenga cuidado con el tipo de carbohidratos que agrega a su dieta y las cantidades.

Para reducir la resistencia a la insulina, adhiérase a los carbohidratos con bajo índice glucémico. Las verduras son una de las mejores fuentes de carbohidratos al principio de estas dietas y, como regla general, las verduras de hoja son más bajas que las no frondosas en el índice y las que crecen por encima del suelo son más bajas que las que crecen debajo de la tierra. Las verduras también contienen una gran cantidad de fibra que ayudará a retrasar cualquier aumento en los niveles de insulina. La mayoría de los frijoles están en el lado inferior del índice glucémico y muchos de ellos también son ricos en proteínas y fibra. Tenga en cuenta que los frijoles enlatados a menudo tienen un índice glucémico mucho más alto que los frijoles secos.

Dieta cetogénica

La dieta cetogénica es similar a la fase de inducción de la dieta de Atkin, donde los carbohidratos están severamente restringidos para que el cuerpo permanezca en cetosis. La mayoría de los defensores de las dietas cetogénicas no diferencian entre las grasas y las proteínas que se consumen y, en general, favorecen una mayor proporción de grasa a proteína. Sin embargo, para revertir la diabetes tipo 2 y reducir la resistencia a la insulina, la elección de las grasas puede ser importante. Deben evitarse las grasas trans como la margarina o cualquier grasa etiquetada como "hidrogenada" o "parcialmente hidrogenada". Estas son grasas no saturadas que se han saturado con un átomo de hidrógeno para fines de estabilización y conservación y solían ser bastante comunes en los alimentos procesados. En los últimos 20 años, a medida que se entendieron mejor, los riesgos para la salud que representan estas grasan, ha hecho que muchos gobiernos prohíban su adición a los alimentos procesados. Se sabe que conducen a la obesidad y se cree que contribuyen a la diabetes tipo 2, aunque esa conexión no está probada. Independientemente de su riesgo de diabetes tipo 2, evitar las grasas trans es una buena idea.

Permanecer en la cetosis es importante en una dieta cetogénica, tanto para maximizar la pérdida de peso como para reducir la resistencia a la insulina y revertir la diabetes tipo 2. Existen varios productos en el mercado que pueden usarse para determinar si usted está en cetosis. Los cuerpos cetónicos cambian el aliento de una persona, agregando un aroma afrutado y a menudo de quitaesmalte. Hay analizadores de aliento de cetona que se pueden comprar en muchas tiendas o en línea. La cetosis también se puede determinar analizando la orina. Las tiras de cetosis se pueden usar como pruebas de embarazo para determinar si su cuerpo está en cetosis. A medida que agrega pequeñas cantidades de carbohidratos a su dieta cetogénica, use productos como estos para determinar si los carbohidratos agregados lo han sacado de la cetosis.

La Dieta Paleo

La dieta Paleo es una moda de dieta baja en carbohidratos más reciente que intenta imitar el tipo de dieta que comían nuestros ancestros antiguos cuando vivían como cazadores-recolectores. Esta dieta de cazadores-recolectores elimina todos los carbohidratos, excepto aquellos que los antiguos habrían podido recolectar de su entorno. Esto incluye bayas, nueces, frutas y algunas verduras. Junto con estos alimentos "forrajeados", la carne y los mariscos se comen libremente. Para reducir la resistencia a la insulina y revertir la diabetes tipo 2, esta dieta podría no funcionar dependiendo de la cantidad y tipo de frutas y bayas consumidas. Si bien nuestros antepasados comieron estos alimentos libremente, su acceso a ellos era bastante limitado, por lo que constituían una pequeña parte de su dieta.

Para una persona que padece resistencia a la insulina o diabetes tipo 2, una gran cantidad de frutas y bayas causarán picos de insulina, reduciendo la efectividad de la dieta para reducir la resistencia a la insulina. Si desea volverse paleo, use el índice glucémico o incluso cumpla con las restricciones de la dieta Atkin o cetogénica sobre los carbohidratos para asegurarse de obtener la máxima reducción de la resistencia a la insulina.

Consejos generales para dietas bajas en carbohidratos y reducir la resistencia a la insulina

Independientemente del tipo de dieta baja en carbohidratos que elija, hay un par de cosas importantes a tener en cuenta. A menos que sea como Stefansson y esté comiendo muchas vísceras, una dieta baja en carbohidratos puede ser deficiente en algunos nutrientes vitales como la vitamina C. Tomar un suplemento vitamínico mientras come una dieta baja en carbohidratos es esencial para evitar el escorbuto o el raquitismo. Comer una buena cantidad de vegetales de hoja proporcionará más nutrientes vitales que la carne y la grasa por sí sola, pero un suplemento asegurará que obtenga las vitaminas y minerales necesarios.

Otro problema menos común pero potencialmente grave es la intoxicación por proteínas o la inanición del conejo. Esto es causado por una dieta baja en carbohidratos que no incluye suficiente grasa y hambruna llamada inanición del conejo porque los conejos son una carne extremadamente magra. Si uno intenta comer solo conejo, después de una semana, más o menos, experimentará mayores episodios de diarrea, fatiga, dolores de cabeza y un hambre insaciable. Stefansson experimentó esto en una de sus expediciones árticas. Una dieta baja en carbohidratos sin grasa traerá inanición del conejo, así que asegúrese de incluir una buena cantidad de grasa en su dieta baja en carbohidratos. Es probable que esto no sea un problema para la mayoría, ya que es bastante fácil comer grasa mientras se sigue una dieta baja en carbohidratos.

Ayuno intermitente para reducir la resistencia a la insulina

Una de las entradas más recientes en el mundo de la dieta es el ayuno intermitente. El ayuno, la abstinencia de alimentos durante un corto período de tiempo ha sido parte de la cultura humana desde la prehistoria y todavía se practica en cierta medida en varias religiones mundiales importantes. Por ejemplo, para los probatorios del Islam, el ayuno durante las horas diurnas del mes sagrado del Ramadán es una obligación religiosa y los ayunos cortos son comunes en varias religiones cristianas ortodoxas, así como en varias religiones orientales. Como se discutió en el primer capítulo, durante los ayunos y el hambre, el cuerpo utiliza el glucógeno almacenado en el hígado y los músculos esqueléticos antes de recurrir a los ácidos grasos almacenados en las células grasas como fuente de energía. El ayuno intermitente utiliza este mecanismo para bajar de peso y para la salud en general.

Cuando se trata del ayuno intermitente para reducir la resistencia a la insulina y revertir la diabetes tipo 2, es más efectivo cuando se combina con una dieta baja en carbohidratos, aunque se utiliza un método de ayuno intermitente con una dieta amigable con carbohidratos que se enfoca en alimentos bajos en el índice glucémico, también podrá proporcionar una reducción en la resistencia a la insulina. Para aquellos que no sufren de resistencia a la insulina o diabetes tipo 2, un programa de ayuno intermitente sin restricciones puede ser efectivo para prevenir su aparición, pero ineficaz para revertir la diabetes tipo 2.

Hay varias versiones de ayuno intermitente que van desde días cortos de ayuno diario donde se consumen muy pocas calorías o ninguna. Estos se pueden combinar para obtener mayores efectos.

La siguiente sección describirá brevemente algunos de los métodos de ayuno intermitente más populares y finalizará con un ejemplo de cómo combinarlos y comenzar un programa de ayuno intermitente de manera gradual. Una precaución adicional para las mujeres, hay diferencias biológicas entre hombres y mujeres que pueden dificultar el ayuno para las mujeres y pueden provocar algunos efectos secundarios negativos, específicamente con respecto a su sistema reproductivo. Las mujeres que desean experimentar con el ayuno intermitente deben ser cautelosas y abordarlo lentamente, especialmente si desean tener hijos en el futuro.

Con cualquier tipo de ayuno intermitente, el agua y el té sin azúcar y el café durante los ayunos siempre están permitidos y debe asegurarse de mantenerse hidratado. No se recomienda el ejercicio vigoroso durante los períodos de ayuno, especialmente cuando comienza su régimen de ayuno. Mantenga cualquier ejercicio de bajo impacto y guarde los ejercicios más extenuantes para los períodos en que está comiendo.

Ayuno intermitente 16:8

El ayuno intermitente 16: 8 es uno de los más fáciles de realizar. Este es un ayuno diario en el que se abstiene de comer 16 horas del día mientras comes durante las otros 8. Como la mayoría de las personas duerme un promedio de 8 horas al día, la mitad del ayuno ocurre mientras duerme, lo que aumenta su facilidad. Uno de los períodos de alimentación más comunes es desde el mediodía hasta las 8 pm, pero el período real utilizado varía según la dieta. Algunas personas prefieren el aumento de calorías temprano en la mañana y cambian la ventana para comer antes, mientras que otras prefieren una cena más tarde y la cambian a las 3 pm.

Se ha demostrado que este ayuno reduce la resistencia a la insulina incluso cuando el período de alimentación no se limita a los carbohidratos o azúcares, pero incluso cuando no se sigue una dieta baja en carbohidratos, evitar los carbohidratos y azúcares simples en la primera comida del día, proporcionará una mayor reducción de la resistencia a la insulina. Durante el período de ayuno, el cuerpo usará la glucosa que tiene a mano de su última comida antes de cambiar al glucógeno en el hígado y los músculos esqueléticos. Esto provocará una caída en los niveles de insulina incluso entre los más resistentes a la insulina. Una comida rápida posterior alta en azúcares o carbohidratos simples, causará un pico de insulina y niveles más altos de azúcar en la sangre.

Si bien la mayoría de los defensores de los defensores de 16: 8 lo usan a diario, para una introducción más gradual, coma 16:8 dos o tres días a la semana durante las primeras dos semanas. Asegúrese de que estos días estén espaciados con días normales de alimentación entre ellos para que sea aún más fácil de seguir. Agregue un día 16: 8 cada semana después hasta que coma 16: 8 todos los días. En este punto, tendrá el hábito y será más probable que continúe. El ayuno 16: 8 ayudará a reducir la resistencia a la insulina incluso cuando tiene un día de trampa y come demasiada azúcar o carbohidratos simples. Solo trate de mantenerlos controlados y vuelva a la rutina al día siguiente, o incluso use un ayuno más severo al día siguiente para que su cuerpo vuelva a su estado de quema de grasa.

Método 5:2

En este método de ayuno intermitente, la proporción se refiere a días de ayuno y días normales de alimentación. En 5:2, come normalmente durante cinco días a la semana mientras se limita a solo 500 calorías en dos días no consecutivos de la semana. Esto se puede combinar con una dieta baja en carbohidratos, aunque para comer en los días donde solo consume los 500 días calóricos, las verduras de hoja, así como los frijoles y granos con bajo índice glucémico, ayudarán a mantener a raya el hambre. Los caldos de carne y pollo también se recomiendan en días de ayuno, pero tenga cuidado con el nivel de sodio.

Al igual que con el método 16:8, el 5: 2 puede abordarse más gradualmente comenzando con un solo día de ayuno o incluso comenzando con un nivel de ayuno más gradual. Reduzca sus calorías en el día de ayuno elegido a 1000 durante dos semanas antes de bajar a 500. Agregue un segundo día de la semana a este régimen y pase al método 5: 2.

En los cinco días que come completo, seguir con el hábito de comer 16:8 proporcionará aún más efecto reductor de la resistencia a la insulina. El período de ayuno diario conducirá a un nivel de azúcar en la sangre inicial más bajo cuando coma su primera comida del día. Esto tiene el beneficio adicional de permitir que su patrón de alimentación 16: 8 se convierta en un hábito.

Método Come-Detente-Come

Con el método Come-Detente-Come, hemos alcanzado el ayuno intermitente más extremo. Esto aboga por un solo período de ayuno de 24 horas durante la semana. Un ayuno que comienza después de una gran cena la noche anterior y termina con una cena al día siguiente es la forma más común del método Come-Detente-Come, aunque al igual que con otros ayunos intermitentes, depende de la persona, determinar cuándo mejor comenzar su ayuno. Uno de los otros beneficios de comenzar después de una gran cena es que hace que el ayuno sea más comparable con el método 16: 8.

Un ayuno de 24 horas puede ser demasiado para algunas personas y puede causar dolores de cabeza, así como mareos e irritabilidad.

Es mejor trabajar en un ayuno como este si se mantiene en un 16: 8 durante varias semanas antes de agregar un día de ayuno de 500 calorías estilo 5: 2 durante unas pocas semanas más y luego reducir las calorías en el día de ayuno a cero. Al igual que con otros ayunos intermitentes, es importante mantenerse hidratado durante el día de ayuno. El agua, el té sin azúcar y el café se pueden consumir a su gusto.

Ayuno con día alterno

El más extremo de los métodos de ayuno intermitente discutidos en este libro, el ayuno de día alternativo es exactamente lo que parece. Come normalmente durante un día y luego no comes nada al día siguiente, repitiendo este patrón cada dos días. Esto puede proporcionar una sorprendente reducción de la resistencia a la insulina, especialmente cuando se combina con una dieta baja en carbohidratos, pero puede ser extremadamente difícil de seguir. La modificación de este método mediante la sustitución de los 500 días calóricos del método 5: 2 puede hacer que sea más fácil seguir. Al final, la persona que hace dieta puede descubrir el mejor método de ayuno intermitente para su propio cuerpo y estilo de vida.

Ejercicio para ayudar a reducir la resistencia a la insulina

El ejercicio a menudo se combina con cambios en la dieta en las recomendaciones del médico para aquellos que sufren de resistencia a la insulina e incluso diabetes tipo 2. Si bien en realidad, forma una parte mucho más pequeña de la solución que la dieta, combinada con una dieta baja en carbohidratos o al menos baja en carbohidratos y azúcar, el ejercicio ayudará a que sus niveles de azúcar en la sangre vuelvan a los niveles normales. Esta sección explorará agregar ejercicio a su dieta para maximizar los beneficios. Esta sección se orientará más hacia aquellos que no hacen ejercicio regularmente en comparación con aquellos que ya tienen un regimiento de ejercicio. Si ya hace ejercicio con regularidad, continúe y busque consejos al final de las secciones sobre cómo hacer ejercicio con una dieta baja en carbohidratos para asegurarse de obtener el mayor beneficio tanto del ejercicio como de la dieta.

Agregando más actividad a su vida

Para la mayoría de nosotros que tenemos problemas con la resistencia a la insulina, llevar un estilo de vida sedentario es uno de los factores que nos llevaron a este estado. A medida que elimine los azúcares y los carbohidratos simples de su dieta, aliviará algunos de los síntomas del nivel alto de azúcar en la sangre, ya que no aumentará sus niveles de insulina de la misma manera. Es probable que esto aumente su energía, por lo tanto, si se apega a una dieta cetogénica baja en carbohidratos. Esta energía de retorno se puede usar para agregar más actividad a su vida.

La obesidad y la resistencia a la insulina crean una especie de circuito de retroalimentación. A medida que consume demasiado azúcares y carbohidratos simples, acumula kilos de más mientras sus células se vuelven más resistentes a la insulina. Su azúcar en la sangre aumenta y esto aumenta su fatiga, lo que lleva a una menor actividad. Al final, esto ralentiza su metabolismo y le facilita aún más aumentar de peso. Una dieta baja en carbohidratos, así como una que evite los azúcares y los carbohidratos simples, ayudará a aliviar esta fatiga. Agregar más actividad a su vida, incluso a un ritmo gradual y lento, ayudará a establecer un ciclo de retroalimentación positiva. A medida que aumenta su energía debido a su dieta, le resultará más fácil agregar actividad a su vida y aumentar su motivación.

Para aquellos que no hacen ejercicio regularmente, el objetivo al comienzo de su plan para reducir su resistencia a la insulina es aumentar su actividad en una pequeña cantidad. A medida que siga una dieta reductora de resistencia a la insulina, es probable que se encuentre con más y más energía, lo que conducirá a mayores niveles de actividad más adelante. Pero como el comienzo, puede tomarlo con calma, encontrando formas de agregar un poco de movimiento extra a su día.

Un podómetro, o incluso una aplicación de podómetro para su teléfono, puede ser muy beneficioso para rastrear su nivel de actividad y aumentarlo. Estos rastrean la cantidad de pasos que ha tomado en un día y las aplicaciones del teléfono a menudo también rastrean la distancia recorrida. Para obtener lo mejor de uno de estos podómetros, úselo para realizar un seguimiento de sus pasos todos los días durante una semana para determinar la cantidad de actividad general antes de agregar más.

El siguiente paso es mirar tu día e intentar encontrar lugares y horarios en los que pueda agregar un poco de movimiento adicional. Uno de los primeros objetivos debe ser un tiempo prolongado sentado. Para muchos, esto es inevitable. Muchos de nosotros tenemos trabajos en los que nos sentamos frente a la pantalla de una computadora varias horas del día y después de trabajar todo el día, nos descomprimimos frente al televisor con nuestra familia. Si bien permanecer sentado durante mucho tiempo puede ser inevitable, puede dividirlo con cortos períodos de actividad. Incluso dos o cinco minutos de movimiento por hora marcarán la diferencia al comienzo de su régimen de reducción de resistencia a la insulina. Configure un temporizador en su teléfono durante una hora mientras está en el trabajo o sentado frente al televisor. Una vez que se apague, levántese, estírese y camine rápidamente hasta el refrigerador, la cocina, la sala de descanso, etc.

Para aquellos que conducen con frecuencia, hay algunas formas simples de agregar más pasos estacionándose en diferentes lugares. Siempre que vaya al supermercado, estacione más lejos de la tienda. Si no tiene estacionamiento asignado en el trabajo, estaciónese más lejos de la puerta. Si su viaje lo llevará a múltiples lugares que no están muy separados, estacione en uno de ellos y camine hacia los otros. Agregar pesas pequeñas en el tobillo o el brazo mientras camina puede aumentar aún más el beneficio que obtiene de su mayor actividad. Estos pequeños pasos se sumarán y, a medida que aumenten sus niveles de energía, estará listo y dispuesto a agregar un poco más de actividad.

Agregar ejercicio a su dieta reductora de resistencia a la insulina

A medida que progresa y desea comenzar a agregar más actividad a su rutina, hay varias cosas que debe tener en cuenta. El ejercicio provoca el desgaste de sus músculos y necesita que un flujo constante de proteínas ingrese a su cuerpo a través de los alimentos para que sus músculos sanen y se reconstruyan. Si no está ingiriendo suficientes proteínas, su cuerpo tendrá que canibalizar sus células musculares para obtener los aminoácidos necesarios para esas reparaciones. La buena noticia es que seguir una dieta baja en carbohidratos casi garantizará que obtenga suficiente proteína. Es posible no comer suficiente proteína simplemente evitando azúcares y carbohidratos simples, pero fuera de algunos vegetarianos, esto también es poco probable. Si es vegetariano o quiere comer una dieta vegetariana, asegúrese de obtener suficientes proteínas.

La hidratación es igualmente importante. Mientras hace ejercicio, asegúrese de beber suficiente agua. El ejercicio extenuante puede conducir a una pérdida de hidratación a través del sudor y su cuerpo necesita agua. Asegúrese de estar bien hidratado antes de hacer ejercicio, mientras lo hace y después también. Como seguirá una dieta que evite los azúcares, las bebidas azucaradas deben evitarse como fuentes de hidratación. El agua es su mejor apuesta. Cuando se trata del tipo de ejercicios, existen básicamente dos tipos diferentes: aeróbico y anaeróbico. Los ejercicios aeróbicos aumentan la frecuencia cardíaca durante un período prolongado de actividad. Correr, andar en bicicleta y caminar son ejemplos de ejercicios aeróbicos. El ejercicio anaeróbico, por otro lado, es un ejercicio corto e intenso. El levantamiento de pesas es el ejemplo estándar del ejercicio anaeróbico, aunque el entrenamiento a intervalos y las carreras cortas también son ejercicios anaeróbicos. Ambos tipos pueden jugar un papel importante en la reducción de la resistencia a la insulina.

Con el ejercicio aeróbico, es importante tener un breve período de calentamiento y enfriamiento para aumentar el esfuerzo del ejercicio. Tómese cinco minutos para estirarse y caminar antes de trotar o caminar más rápido. Luego, disminuya la velocidad y continúe caminando lentamente durante cinco minutos. Esto prepara al cuerpo para el ejercicio, lo que genera menos tensión y, de manera similar, permite que el cuerpo regrese lentamente a una menor actividad reduciendo el estrés muscular.

El entrenamiento con pesas puede ser una herramienta eficaz para impulsar su metabolismo, incluso si no desea músculos grandes o abultados. Trabajar sus músculos requiere combustible para las células musculares, combustibles que obtienen del azúcar en la sangre, bajando su nivel. Los músculos más grandes queman más combustible incluso cuando no están en uso, lo que lleva a un aumento en su tasa metabólica. El entrenamiento de resistencia, el uso de bandas o pesas puede ser particularmente útil para fortalecer los músculos y aumentar la resistencia. Al elegir un régimen de entrenamiento en reposo, asegúrese de rotar los grupos musculares y no ejercitar los mismos grupos en días sucesivos. Esto le dará tiempo a sus músculos para recuperarse evitando la tensión muscular.

Disminuir el estrés para ayudar a reducir la resistencia a la insulina

El estrés puede ser casi una parte inevitable de la vida en el mundo moderno y ese exceso de estrés puede contribuir a la resistencia a la insulina y la diabetes tipo 2, al menos indirectamente. El estrés puede contribuir a una mala alimentación, empujando a las personas a comer bocadillos azucarados o hacer trampa en su dieta. El estrés también puede conducir a la depresión, disminuyendo la motivación. Se ha demostrado que los ejercicios de atención plena o mindfulness, una forma de meditación corta, son efectivos para frenar el exceso de estrés.

Algunos ejercicios de atención plena se pueden combinar con ejercicio. Practicar yoga puede ser una forma de ejercicio de atención plena y también puede realizar una meditación caminando. Mientras realiza una breve caminata, aclare su mente de antemano con un par de respiraciones profundas y lentas. Concéntrese en la sensación de respirar, dentro y fuera, dentro y fuera. Comience a caminar enfocándose en la sensación de sus pies golpeando el suelo con cada paso. A medida que continúe caminando, mueva lentamente su enfoque hacia arriba a través de las piernas, el torso y los brazos y finalmente enfóquese en los sentidos, los olores, la sensación del aire fresco o caliente en su cara y los sonidos que lo rodean. Una meditación caminando cinco minutos puede ayudar a eliminar el estrés.

Convierta sus comidas en meditaciones también donde tenga la oportunidad. Como todo lo demás en el mundo moderno, a menudo comemos a la carrera. Cuando pueda, coma lentamente y concéntrese completamente en la sensación de comer al menos con los primeros bocados. Piense en las texturas y sabores y la sensación de masticar y tragar. No solo esto reducirá el estrés, sino que comer más despacio ha demostrado tener un efecto en la cantidad que come una persona. Es más probable que coma menos cuando come más lento, ya que las señales en el estómago que le indican a su cerebro que está lleno tardan unos minutos en entrar en vigencia, minutos que podría haber estado comiendo en exceso. Los ejercicios de atención plena no son para todos, pero pueden ser herramientas poderosas para reducir el estrés. Si los pocos discutidos anteriormente no son su estilo, hay muchos más que puede descubrir en Internet y en libros dedicados a la meditación y la atención plena. En última instancia, si está demasiado estresado, es la mejor persona para determinar qué funciona para reducir su propio estrés. Sea lo que sea, hágalo ... ¡siempre y cuando no se coma bocadillos azucarados!

Capítulo 5: Comer para bajar los niveles de azúcar en la sangre

Los tipos y cantidades de diferentes alimentos consumidos, específicamente azúcares y carbohidratos simples son la causa principal de resistencia a la insulina y diabetes tipo 2. Como era de esperar, una dieta que evita los azúcares y los carbohidratos simples también son la clave para reducir la resistencia a la insulina y revertir la diabetes tipo 2. Si bien se discutieron diferentes dietas útiles para controlar los picos de azúcar en la sangre en este último capítulo profundizará mucho más en los alimentos cuando se busca reducir la resistencia a la insulina.

El capítulo comenzará con una mirada en profundidad al índice glucémico y cómo lo usa para elegir alimentos que minimicen los picos de azúcar en la sangre. Esto incluirá una mirada a los alimentos que se sabe que combaten la resistencia a la insulina, así como a los que se deben evitar más. A partir de ahí, pasará a una discusión sobre las etiquetas nutricionales para brindarle toda la información que necesita para determinar rápidamente el efecto que los alimentos tendrán en su azúcar en la sangre, así como en sus carbohidratos netos si está baja en carbohidratos.

Índice glucémico y carga glucémica

En el capítulo anterior se habló brevemente sobre el concepto del índice glucémico, el cuadro que compara el efecto sobre el azúcar en la sangre que tendrá un alimento determinado con el de la glucosa. La glucosa recibe un índice glucémico de 100 y los alimentos que caen por debajo del índice glucémico de 50 se consideran alimentos con IG bajo. Los que tienen entre 50 y 70 años tienen un IG medio, los alimentos integrales con puntajes superiores a 70 son alimentos con IG alto. Con el fin de prevenir la resistencia a la insulina y la diabetes tipo 2, a menudo es suficiente apegarse a los alimentos que se encuentran en el rango bajo y medio, pero para aquellos que desean reducir la resistencia a la insulina existente y revertir la diabetes tipo 2, es mejor atenerse a alimentos en el extremo inferior de la tabla.

Para la mayoría de los alimentos, el índice glucémico proporciona suficiente información, pero se puede usar junto con la carga glucémica para determinar mejor el efecto que una cantidad específica de alimentos tendrá en el azúcar en la sangre. Una sola unidad de carga glucémica es aproximadamente equivalente al efecto de un solo gramo de glucosa. Para determinar la carga glucémica, hay un poco de matemática involucrada, pero lo analizaremos lentamente, con múltiples ejemplos, para permitir que incluso los menos interesados en las matemáticas entiendan.

Paso 1: Determine el índice glucémico del alimento en cuestión. Aquí, el Internet será su aliado, ya que varios sitios contienen índices glucémicos para los alimentos más comunes. www.glycemicindex.com es un buen sitio que no solo incluye tanto el índice glucémico como la carga de alimentos comunes, sino que también los calcula para alimentos preenvasados.

Paso 2: con el número de índice glucémico de los alimentos, el siguiente paso es determinar los carbohidratos en el tamaño de la porción. Para muchos alimentos, esto se puede determinar observando la información nutricional provista en el paquete. Sin embargo, tenga en cuenta que muchos alimentos envasados tienen un tamaño de porción más pequeño que el que comería una persona promedio. Mire la etiqueta debajo de los carbohidratos. Tome el número total de carbohidratos en gramos y reste los gramos de fibra de ese número. La fibra no es digerible, por lo que no cuenta para los carbohidratos netos. Si está viendo una sola porción de acuerdo con el paquete, continúe con el siguiente paso. Si necesita determinar la carga glucémica de múltiples porciones, multiplique los carbohidratos netos por la cantidad de porciones.

Paso 3: multiplique los carbohidratos netos en la cantidad de alimento por el índice glucémico y luego divida ese número entre 100. Esta es la carga glucémica.

Los ejemplos son a menudo la mejor manera para que las personas entiendan las matemáticas. Una sola rebanada de pan blanco pesa unos 30 gramos y contiene 14 gramos de carbohidratos netos. Es un 71 en el índice glucémico. 71 x 14 = 980 y 980/100 = 9.8, lo que significa que una sola rebanada de pan tiene una carga glucémica de 9.8. La carga glucémica para dos rebanadas de pan usaría la misma fórmula con el doble de carbohidratos netos, por lo que 71 x 28 (14 x 2) = 1,988. 1.988 / 100 = 19,88.

Algunos alimentos son engañosamente altos en el índice glucémico porque no tiene en cuenta la cantidad de carbohidratos. La sandía es un ejemplo de esto. Una porción de 120 gramos de sandía tiene un índice glucémico de 80 pero es principalmente agua, por lo que solo tiene 6 gramos de carbohidratos netos por porción de 120 gramos. 80 x 6 = 480. 480/100 = 4.8. Entonces, aunque la sandía es un alimento de alto índice glucémico, su índice glucémico es relativamente bajo.

Otros alimentos tienden hacia el reverso. El espagueti integral es un buen ejemplo. Una porción de 180 gramos de espagueti de trigo integral tiene un índice glucémico de 37, bastante bajo, pero contiene 36 gramos de carbohidratos netos. 37 x 36 = 1.332. 1.332 / 100 = 13,32, en el término medio de las cargas glucémicas.

Con el fin de reducir la resistencia a la insulina y revertir la diabetes tipo 2, se prefieren las cargas glucémicas por debajo de 10, mientras que se deben evitar las mayores de 15. Para obtener el mayor efecto, se deben seguir las siguientes pautas. Para los alimentos que tienen un índice glucémico de 50 o menos, evite los alimentos que tienen una carga glucémica superior a 10. Para los alimentos que tienen un índice glucémico superior a 50, evite los que tienen una carga glucémica superior a 5.

Las personas que hacen dieta que usan una dieta baja en carbohidratos para permanecer en cetosis deben elegir alimentos que tengan números aún más bajos en el índice glucémico y tomar en cuenta su carga glucémica al elegir agregar alimentos que contengan carbohidratos a su dieta. Agregue alimentos que tengan un índice glucémico de 40 o menos, siempre que su carga glucémica sea inferior a 8 y para los alimentos que tengan un índice glucémico de 40 o más, solo agregue alimentos con una carga glucémica inferior a 4. Esto asegurará que cualquier aumento en el azúcar en la sangre de los carbohidratos agregados será gradual, evitando un pico de insulina. Agregar estos carbohidratos como parte de una comida que incluye fibra, proteínas y grasas también disminuirá aún más los picos de insulina.

Alimentos que ayudan a reducir la resistencia a la insulina

Si bien la información anterior sobre el índice y la carga glucémica se puede utilizar para encontrar generalmente los mejores tipos de alimentos para reducir la resistencia a la insulina, también hay algunos alimentos específicos que contienen nutrientes que han demostrado reducir la resistencia a la insulina. Estos nutrientes incluyen antioxidantes, aceites Omega 3 y hierbas y especias con efectos similares a la insulina que pueden reducir el azúcar en la sangre.

Las hierbas y especias son de particular interés ya que están llenas de sabores y tienen pocas calorías, si es que tienen alguna. Uno de los principales problemas que las personas tienen para seguir una dieta es el aburrimiento. Con dietas bajas en carbohidratos, puede comer muchas carnes y en dietas amigables con carbohidratos, alimentos con bajo índice glucémico como lentejas y quinoa, pero eso puede volverse repetitivo. Las hierbas y especias se pueden usar para alterar los sabores y hacer que una comida de rutina sea exótica. La albahaca, utilizada ampliamente en la cocina italiana y tailandesa, puede tener un efecto reductor del azúcar en la sangre al igual que el comino y la cúrcuma, especias comunes en el curry. La canela es otra especia con efectos similares a la insulina. La Stevia es un reciente edulcorante sin calorías derivado de plantas y se puede usar para complacer a los golosos en ocasiones sin hacer demasiado daño.

Los ácidos grasos Omega-3 son un nutriente crucial que se ha demostrado que tiene un impacto positivo con una serie de problemas de salud diferentes. Disminuyen los niveles de triglicéridos en la sangre, reducen el riesgo de enfermedad cardíaca, pueden ayudar con el movimiento de las articulaciones para aquellos que sufren de artritis e incluso pueden reducir el riesgo de depresión. También hay alguna evidencia de que pueden ayudar a reducir la resistencia a la insulina. Los pescados grasos como el salmón, el atún y las sardinas son excelentes fuentes de omega 3, al igual que los frutos secos. Los omega 3 también están disponibles en forma de suplemento y, más recientemente, los huevos con alto contenido de omega 3 se han vuelto comúnmente disponibles. Estos son puestos por pollos alimentados con una dieta alta en Omega 3. Todos estos alimentos son excelentes para dietas reductoras con bajo contenido de carbohidratos y resistentes a la insulina.

Los antioxidantes son compuestos que inhiben la oxidación. La oxidación del acero crea óxido y corrosión. Dentro del cuerpo, la oxidación conduce a la producción de radicales libres que pueden unirse al ADN y a las proteínas. Esto resulta en daño celular. Algunas de las complicaciones de la diabetes, como el daño a los nervios, implican la oxidación causada por los radicales libres. Agregar antioxidantes a la dieta puede ayudar a revertir este daño a medida que disminuye la resistencia a la insulina. Varias frutas y bayas son ricas en antioxidantes como los arándanos, fresas, frambuesas y uvas. El chocolate negro también tiene altos niveles. Estos alimentos deben agregarse con moderación, ya que todos contienen azúcares y provocarán picos de azúcar en la sangre si se consumen en exceso. Los alimentos menos azucarados con alto contenido de antioxidantes incluyen vegetales de color verde oscuro, nueces y batatas.

Los probióticos también son un superalimento potencial reductor para la resistencia a la insulina. El cuerpo humano está repleto de diferentes colonias de microorganismos, como bacterias, virus e incluso hongos. De hecho, hay tres veces más células en estas colonias que células humanas en el cuerpo. En su mayor parte, estas colonias de microorganismos son beneficiosas. Cuando se trata de resistencia a la insulina, las colonias más importantes de microorganismos en el cuerpo humano son la flora intestinal. Por el nombre que probablemente haya adivinado donde viven estas colonias, en el tracto gastrointestinal. Como se discutió brevemente en el capítulo tres, una dieta occidental rica en azúcares y otros carbohidratos simples pero carente de fibra y carbohidratos complejos, puede conducir a una flora intestinal menos diversa que puede contribuir a la obesidad, así como a la resistencia a la insulina y la diabetes tipo 2.

Hay varios alimentos disponibles que contienen cultivos vivos probióticos y también hay suplementos probióticos disponibles.

Para obtener el mayor beneficio de estos probióticos, aumentar la cantidad de fibra y carbohidratos complejos en forma de vegetales de hoja ayudará a alimentar su nueva flora intestinal. Los productos lácteos cultivados como el yogur y el suero de leche son fuentes de probióticos, así como algunos quesos. Brie, gouda y cheddar de mayor calidad son buenos quesos para encontrar probióticos. Los productos fermentados son otra fuente de probióticos, esto puede incluir kimchee, chucrut, miso y tempeh. Cuando busque agregar algunos de estos productos a su dieta, tenga cuidado con el contenido de carbohidratos y azúcar. Kimchee y chucrut contienen un poco de azúcar como el miso.

Alimentos que causan picos de insulina

A estas alturas, es probable que esté familiarizado con los alimentos que debe evitar: azúcares y carbohidratos simples. Esta sección analizará algunos alimentos específicos que contienen azúcares y otros carbohidratos simples que causan los picos de insulina más grandes. Idealmente, estos alimentos deben evitarse por completo, al menos hasta que haya normalizado su resistencia a la insulina, e incluso así son los mejores con moderación. Si los consume, hágalo con moderación y al mismo tiempo que come otros alimentos menos probables para aumentar su nivel de azúcar en la sangre. Tomemos arroz blanco por ejemplo. Los japoneses a menudo comen arroz blanco con solo furikake, una mezcla de especias de pescado, algas, semillas de sésamo, azúcar y sal. Comer esto resultaría en un pico de insulina. Comer la misma cantidad de arroz, cubierto con carne de res frita y brócoli daría lugar a un aumento más gradual de la insulina, ya que la carne de res y el brócoli retrasarían la absorción. ¡Solo asegúrese de no usar una salsa alta en azúcar!

Los alimentos que crean los picos de insulina más grandes son los refrescos azucarados. Estos son básicamente azúcar en agua y conducen a un aumento inmediato de la insulina. Dada su naturaleza económica y su disponibilidad en grandes tamaños, es increíblemente fácil consumir refrescos azucarados. Una lata de cola es un 63 en el índice glucémico y contiene 42 gramos de azúcar. 63 x 42 = 2,646 / 100 = una carga glucémica de 26,46. A 22 oz. La botella tiene una carga glucémica de 41,58. Eso es equivalente a comer 41.58 gramos de glucosa y un gran aumento de insulina. Las gaseosas dietéticas se pueden usar como sustitutos, pero hay alguna evidencia de que los edulcorantes artificiales pueden causar pequeños picos de insulina, aunque sin un aumento en el azúcar en la sangre. El agua es una mejor alternativa y para aquellos que prefieren las burbujas en su agua, los seltzers con sabor a una pequeña cantidad de jugo de limón o lima son una excelente alternativa al refresco.

Otros dulces no líquidos como pasteles, dulces y cereales azucarados también ocupan un lugar destacado en la lista de cosas que deben evitarse por completo. Esto puede ser difícil para aquellos con un gusto por lo dulce. Una pequeña cantidad de chocolate negro puede saciar los adictos al chocolate y hay dulces sin azúcar en el mercado que usan alcoholes de azúcar en lugar de azúcar como edulcorante. Los alcoholes de azúcar ofrecen dulzura sin el pico de azúcar en la sangre de los azúcares regulares, pero tienen sus propios inconvenientes. Consumidos en exceso, los alcoholes de azúcar pueden tener un efecto laxante pronunciado. La cantidad exacta de alcoholes de azúcar que causan el efecto laxante varía de persona a persona, por lo que es mejor usarlos con moderación cuando tienes un antojo particular.

El área final de alimentos que generalmente debe evitar por completo son los carbohidratos refinados y los alimentos procesados. Cuando los granos, como el arroz y el trigo, se refinan, se eliminan las fibras del grano, lo que facilita la digestión del endospermo. Esto hace que los azúcares de estos granos estén más fácilmente disponibles para que el cuerpo se convierta en glucosa, lo que provoca un aumento de la insulina. El consumo de granos enteros aún elevará el azúcar en la sangre, pero a un ritmo mucho más gradual. Los alimentos procesados a menudo están llenos de granos refinados y azúcares añadidos. La siguiente sección tratará más sobre las etiquetas nutricionales para que pueda evitar estos granos refinados y azúcares agregados en los alimentos procesados. Hay muchos recursos en línea para recetas que imitan algunos alimentos procesados que usan alimentos en el extremo inferior del índice glucémico. La pizza de corteza de coliflor, por ejemplo, sustituye la corteza de pan de una pizza con una de coliflor rallada, huevos y queso. No es una aproximación perfecta de una corteza de pizza de trigo, pero viene sin el pico de insulina.

Cómo interpretar las etiquetas nutricionales

Independientemente de si está eligiendo seguir una dieta baja en carbohidratos o una dieta amigable con carbohidratos como parte de su estrategia para reducir la resistencia a la insulina y revertir la diabetes tipo 2, aprender a decodificar la etiqueta nutricional ayudará con su dieta. Las etiquetas nutricionales cambian a menudo y los cambios más recientes, como el etiquetado de las grasas trans y el azúcar agregado, proporcionan aún más información que es importante cuando se trata de reducir la resistencia a la insulina. Esta sección le mostrará las partes más importantes de las etiquetas nutricionales actuales que se usan en los Estados Unidos y cómo puede usarlas mejor.

En la parte superior de la etiqueta nutricional se encuentran el tamaño de la porción y las porciones por envase. El tamaño de la porción se puede enumerar por cantidad, como 1/2 taza, pero también se enumerará en peso, generalmente por gramo. Un truco común que usan las compañías de alimentos es afirmar un tamaño de porción más pequeño para que las calorías que figuran en la tabla parezcan más pequeñas. Los refrescos se venden en botellas de 20 onzas utilizadas para reclamar un tamaño de porción de 8 onzas. Cuando consume más del tamaño de la porción enumerada, tendrá que multiplicar la otra información en la etiqueta por la cantidad de porciones que ha comido.

Si desea ser más preciso al determinar cuántas porciones va a comer, una balanza de cocina digital es una buena inversión. Hay varios de ellos en el mercado por tan solo $ 10. Compre una con una función de tara o puesta a cero. Esto le permite colocar un tazón en la báscula y establecer el peso en cero antes de agregar la comida. Para usarlo con las etiquetas nutricionales, agregue la cantidad que desea comer y anote la cantidad de gramos en la escala. Divida este número entre los gramos por porción para obtener la cantidad real de porciones que va a comer. Este es el número que necesitará para leer el resto de la etiqueta.

Esto podría ser más fácil de entender con un ejemplo. Digamos que tengo una gran bolsa de hojaldres de queso amarillo. La etiqueta indica que el tamaño de una porción es de aproximadamente 21 piezas o 28 gramos. Coloco mi tazón de refrigerio en la báscula y presiono el botón de tara o cero para volver a poner el peso en cero y luego agrego mis bollos de queso. La escala lee 78 gramos, así que para determinar cuántas porciones comeré, necesito dividir ese número por la cantidad de gramos en una porción, 78/28 = 3.7, por lo que mi merienda es en realidad 3.7 porciones y tendré que multiplicar la información en la etiqueta por 3.7 para obtener una cuenta precisa de lo que estoy a punto de comer.

La siguiente línea de la etiqueta nutricional es la cantidad de calorías. Las calorías representan la energía potencial en los alimentos que su cuerpo puede usar para alimentar sus células.

Como se discutió en capítulos anteriores, las calorías que no se usan para obtener energía se almacenan en la grasa para su uso posterior, especialmente carbohidratos y azúcares simples. Para perder peso, debe quemar más calorías de las que come, pero para reducir la resistencia a la insulina, las cantidades de carbohidratos y azúcares simples son aún más importantes. Mirando mi bocadillo de hojaldres de queso, las calorías por porción son 160 pero al verter 3,7 porciones, las calorías en mi tazón de merienda son 592.

A medida que avanzamos hacia las etiquetas nutricionales, es importante señalar uno de los fundamentos en los que se basan estas etiquetas, a saber, la ingesta calórica diaria y el valor diario correspondiente. Estos se determinan en base a una dieta de 2,000 calorías diarias que la Administración de Drogas y Alimentos ha determinado como la ingesta adecuada para un adulto promedio. Su dieta diaria variará. Los valores diarios representan la cantidad de esos nutrientes que la FDA recomienda para el consumo diario. Para combatir la resistencia a la insulina y revertir la diabetes tipo 2, algunos de estos números serán diferentes.

La FDA recomienda que del 45 al 65 por ciento de sus calorías provengan de carbohidratos, mientras que del 20 al 35 por ciento provengan de grasas y del 10 al 35 por ciento provengan de proteínas. Obviamente, para aquellos que usan una dieta baja en carbohidratos, la cantidad de carbohidratos diarios recomendados no funcionará con su dieta y aquellos que no están limitando sus carbohidratos, recibirían un mejor porcentaje de carbohidratos, especialmente carbohidratos simples y azúcares.

Debajo de las calorías por porción, están los listados de grasas. Esto incluye líneas separadas para grasas saturadas y grasas trans. Evite cualquier alimento con grasas trans, ya que se ha demostrado que tienen varias consecuencias negativas para la salud. Las grasas saturadas han sido motivo de preocupación en los últimos setenta años. Existe alguna evidencia de que contribuyen a la enfermedad cardíaca, pero la investigación en esta área no es concluyente. Algunos estudios muestran un enlace, mientras que otros no. Las personas que hacen dieta baja en carbohidratos a menudo comen grandes cantidades de grasas saturadas de lo recomendado sin ningún efecto adverso. Con mi ejemplo de hojaldres de queso, la grasa total es de 10 gramos por porción, 1.5 de ellos provienen de grasas saturadas y cero grasas trans. Con mi tazón de 3,7 porciones, obtengo 37 gramos de grasa, de los cuales 5,6 provienen de grasas saturadas.

El siguiente en la etiqueta nutricional es el colesterol. El colesterol es una sustancia cerosa y en el cuerpo puede acumularse en las arterias, restringiendo el flujo sanguíneo y finalmente bloqueando las arterias causando accidentes cerebrovasculares. Durante mucho tiempo se pensó que comer alimentos con alto contenido de colesterol, como los huevos, conduce a niveles más altos de colesterol malo en la sangre, por lo que el valor diario de colesterol representa el máximo recomendado por la FDA y no un objetivo. La investigación ha cambiado esta visión y la genética parece desempeñar un papel más importante que el colesterol en la dieta en el nivel de colesterol en la sangre. Si tiene antecedentes familiares de enfermedad cardíaca, es probable que limitar el colesterol sea una buena idea. Volviendo a mi ejemplo de hojaldre de queso, no hay colesterol en ellos.

El sodio es la siguiente parte de la etiqueta y, al igual que el colesterol, su valor diario representa la ingesta diaria máxima. El cuerpo requiere algo de sodio, pero demasiado puede provocar presión arterial alta, lo que puede agravar los problemas de salud relacionados con la resistencia a la insulina y la diabetes tipo 2.

Entonces, si bien el sodio no tiene un efecto directo sobre el azúcar en la sangre, la reducción de la ingesta de sodio debería ser parte de su dieta para revertir la resistencia a la insulina. Si no tiene presión arterial alta, limite su consumo de sodio al valor diario de 2300 mg por día. Con el ejemplo de hojaldre de queso, una porción de hojaldres de queso tiene 250 miligramos de sodio, que representan el 11 por ciento de la ingesta diaria máxima recomendada. Con mi tazón de 3,7 porciones que equivale a 925 mg, un poco más del 40 por ciento de la ingesta diaria máxima recomendada.

Hablando de sodio, alcanzamos el más grande para las dietas reductoras de resistencia a la insulina, los carbohidratos. Al igual que la entrada de grasa, los carbohidratos se dividen en varias líneas diferentes que incluyen fibra, azúcares y azúcares agregados. La fibra juega un papel importante en la disminución de la absorción de azúcares de la digestión de los carbohidratos, pero para determinar los carbohidratos netos, se debe restar la cantidad de fibra. Deben evitarse los alimentos con alto contenido de azúcar, pero los niveles bajos de azúcar están bien cuando el alimento en cuestión es alto en fibra y otros carbohidratos, a menos que esté usando una dieta baja en carbohidratos o sin carbohidratos. Los azúcares agregados deben evitarse por completo. Estos son azúcares que se agregan por separado de los otros ingredientes que los hacen mucho más fáciles de digerir para el cuerpo. Las bollos de queso tienen 15 gramos de carbohidratos con menos de un gramo de fibra y azúcar. Una buena regla general cuando se trata de "menos de un gramo" al determinar la cantidad en su porción, es redondear los nutrientes positivos hacia abajo y los nutrientes negativos hacia arriba. Esto asegurará mejor que no se exceda. Usando esa regla, los hojaldres de queso tienen 15 gramos de carbohidratos netos con 1 gramo de azúcar y sin fibra.

Con mi tazón de 3.7 porciones, eso equivale a 45 gramos de carbohidratos y 3.7 gramos de azúcar.

La sección final de la mitad superior de la etiqueta nutricional es proteína. Esta es la única sección de la etiqueta nutricional que tiene poca controversia o investigación mixta. Los alimentos ricos en proteínas son buenos para reducir la resistencia a la insulina siempre que no sean ricos en carbohidratos y azúcares simples. Volviendo a ver el ejemplo de hojaldre de queso, hay 2 gramos de proteína en una porción de hojaldres de queso, por lo que mi tazón de 3,7 porciones contendrá 7,4 gramos de proteína.

La mitad inferior de la etiqueta enumera las vitaminas y minerales que están presentes en los alimentos. Si está usando una dieta baja en carbohidratos, debe complementar su dieta con píldoras de vitaminas u otros suplementos dietéticos. Esta es una estrategia aconsejable para cualquier persona y hace que la mitad inferior de la etiqueta generalmente no sea importante.

Leer la lista de ingredientes puede ser una propuesta exigente, tanto por el pequeño tamaño de la fuente como por la cantidad de palabras multisilábicas desconocidas para los diferentes aditivos comunes a los alimentos procesados. Algunos nutricionistas recomiendan evitar muchos de estos químicos y no hay razón para no desearlo, pero generalmente tienen poco efecto en la reducción de la resistencia a la insulina. Las harinas refinadas y enriquecidas, por otro lado, deben evitarse. Estos son carbohidratos más simples que tendrán un mayor efecto en su nivel de azúcar en la sangre.

Capítulo 6: Seguimiento de su progreso

El seguimiento del éxito de su dieta reductora de resistencia a la insulina puede ser difícil sin controlar sus niveles de azúcar en la sangre. Aquellos que usan una dieta baja en carbohidratos tienen acceso a herramientas que pueden usarse para determinar si están en cetosis, pero fuera de eso, la mejor manera de rastrear su éxito es documentarlo.

Seguimiento de cetosis

La cetosis es el estado en el que se está muriendo de hambre o con una dieta muy baja en carbohidratos cuando el hígado segrega cuerpos cetónicos para activar las células del cuerpo para convertir los ácidos grasos almacenados en las células antípodas en combustible. Un efecto secundario de esto es la liberación de subproductos de cetona en la orina y el aliento. Hay varios productos disponibles para detectar estos subproductos de cetonas.

Los más baratos entre estos productos son las barras de orina que cambian de color en presencia de ácido acetoacético en la orina. En general, son bastante fáciles de usar y tardan menos de 30 segundos en mostrar si está en cetosis. Por otro lado, algunos podrían preferir no tratar de orinar en una tira. Los monitores de cetonas de aliento son una alternativa, aunque tienden a ser más caros.

Existen muchos modelos de dispositivos de análisis de cetonas en el aliento en el mercado. Estos tienden a ser eléctricos y algunos se conectan con aplicaciones de teléfonos inteligentes y se pueden usar para rastrear su cetosis con el tiempo. Si bien se pueden comprar cien tiras de orina por $ 5, los dispositivos de análisis de aliento pueden costar cientos de dólares.

Una solución final para determinar la cetosis son los dispositivos a base de sangre. Estos dispositivos son similares a los medidores de azúcar en la sangre y usan tiras reactivas con gotas de sangre. Estas máquinas también tienden a controlar el nivel de glucosa para que puedan proporcionar información adicional. Nuevamente, como los monitores de respiración, estos tienden a ser caros.

Rastreando su dieta

El seguimiento de la dieta se ha vuelto mucho más fácil en los últimos años con el auge de los teléfonos inteligentes. Hay una multitud de diferentes aplicaciones gratuitas que se pueden usar para rastrear diferentes aspectos de su dieta, desde el consumo de carbohidratos y glucosa hasta el nivel de actividad. Para la diabetes específicamente, existen aplicaciones que pueden ayudarlo a controlar su nivel de glucosa en sangre además de otros aspectos, pero incluso para aquellos que no están evaluando su nivel de glucosa en sangre, hay aplicaciones que ayudarán a controlar su dieta.

My Fitness Pal es una aplicación gratuita de conteo de calorías que tiene una base de datos de más de 6 millones de alimentos diferentes. Se puede usar para rastrear carbohidratos y calorías y también se puede sincronizar con otras aplicaciones como Fitbit que rastrean el ejercicio o los pasos para caminar. SparkPeople es otra aplicación de seguimiento de calorías y estado físico. Al igual que My Fitness Pal, es gratis pero también ofrece un plan de suscripción mensual con entrenamientos personalizados y planes de comidas si lo desea. Hay docenas de otras aplicaciones que están disponibles y se están lanzando más.

Además de rastrear el progreso de su dieta con aplicaciones, observar sus niveles de energía y estado de ánimo también puede ayudar a rastrear cómo está disminuyendo su nivel de resistencia a la insulina. El alto nivel de azúcar en la sangre o la hipoglucemia, común en quienes padecen resistencia a la insulina, causa fatiga, tanto física como mental, y puede provocar cambios de humor e irritabilidad. Al llevar a cabo una dieta que elimine los azúcares y los carbohidratos simples que hacen que el nivel de azúcar en la sangre sea tan alto, estos síntomas se revertirán y se encontrará pensando con más claridad y con más energía.

Al rastrear sus niveles de energía y estado de ánimo, podrá controlar cualquier cambio negativo en su estado de ánimo. Esto puede ser particularmente efectivo para determinar los efectos del engaño en su dieta. Si se sale un poco y se excede en los alimentos llenos de azúcares y otros carbohidratos simples, al menos, notará una caída en el nivel de energía al día siguiente. Esto también se puede usar al agregar diferentes alimentos a una dieta baja en carbohidratos. Si siente esa caída de energía al día siguiente o nota un aumento inexplicable de la irritabilidad, es recomendable reducir los carbohidratos adicionales.

Conclusión

Gracias por leer el Plan de dieta para la resistencia a la insulina y esperamos que lo haya encontrado informativo. Si pone en práctica la información proporcionada por este libro, comenzará a reducir su resistencia a la insulina casi de inmediato y comenzará a revertir o evitar la diabetes tipo 2. Para aprovechar al máximo su nueva dieta reductora de resistencia a la insulina, continúe. Manténgase alejado de los azúcares y otros carbohidratos simples. Agregue un poco de actividad adicional a su rutina para ayudar a quemar la glucosa que su cuerpo absorbe de los alimentos para mantener bajo el azúcar en la sangre.

Mantenga un registro de su progreso y controle sus estados de ánimo y niveles de energía. Cuando deje de disfrutar de azúcares y carbohidratos simples, notará un aumento de energía. Úselo para mantenerse motivado y seguir con su nueva dieta. Un ciclo de retroalimentación negativa de exceso de azúcar que hace que su cuerpo y mente se vuelvan lentos, lo que lleva a la obesidad y la resistencia a la insulina lo trajo aquí, use el ciclo de retroalimentación positiva que la energía adicional que su nueva dieta reductora de resistencia a la insulina le dará para revertir eso.

Todos tropiezan, y usted también lo hará. Si se sale de la dieta y consume azúcar, no se preocupe. Una de las razones para controlar su estado de ánimo y sus niveles de energía es proporcionarse documentación sobre qué tan rápido pueden cambiar en función del tipo de alimentos que está comiendo. Probablemente notará los efectos negativos que el azúcar tiene sobre usted pocas horas después de haber hecho trampa. Use este conocimiento para evitar tentaciones posteriores. El poder de cambiar su vida está en sus manos, todo lo que tiene que hacer es mantenerse en el plan.

www.ingramcontent.com/pod-product-compliance
Lightning Source LLC
Chambersburg PA
CBHW051234250726
48655CB00006B/2772